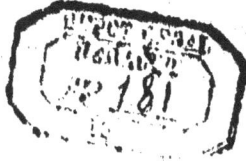

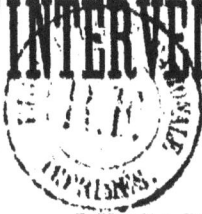

DE

L'INTERVENTION CHIRURGICALE

DANS

LE CARCINOME DE LA JOUE

PAR

Antoine KYPRIOTIS

DOCTEUR EN MÉDECINE

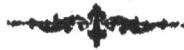

MONTPELLIER

IMPRIMERIE G. FIRMIN, MONTANE ET SICARDI

Rue Ferdinand-Fabre et quai du Verdanson

1904

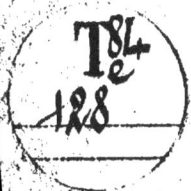

DE

L'INTERVENTION CHIRURGICALE

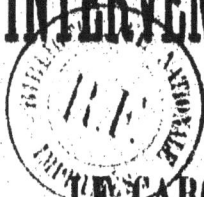

DANS

LE CARCINOME DE LA JOUE

PAR

Antoine KYPRIOTIS

DOCTEUR EN MÉDECINE

MONTPELLIER

IMPRIMERIE G. FIRMIN, MONTANE ET SICARDI

Rue Ferdinand-Fabre et quai du Verdanson

1904

A MON PÈRE ET MES PARENTS

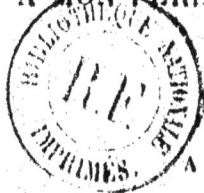

A LA MÉMOIRE

DE MONSIEUR GEORGES LAMBRO

A Messieurs Georges PALATIANO

Εὐγνωμοσύνης τόδε ἐλάχιστον τεκμήριον

A Messieurs Laurent MABILI, Jean SCARPAS,
Spiridion LASCARI, Nicolas AGATHOS

Εὐγνωμοσύνης τόδε ἐλάχιστον τεκμήριον

A MES AMIS

A. KYPRIOTIS.

A MON PRÉSIDENT DE THÈSE

MONSIEUR LE DOCTEUR FORGUE

PROFESSEUR DE CLINIQUE CHIRURGICALE A LA FACULTÉ DE MÉDECINE
DE MONTPELLIER

A. KYPRIOTIS.

A TOUS MES MAITRES

A. KYPRIOTIS,

AVANT-PROPOS

Le point de départ de notre thèse est une opération que nous avons vu pratiquer par M. le professeur Forgue, le 5 avril 1904, sur un malade porteur d'un carcinome de la face interne de la joue droite.

Cette opération, dont M. Forgue a eu l'idée il y a plusieurs années, a le double avantage de permettre une large ablation de la tumeur et de réparer la brèche opératoire par des greffes de Thiersch. Elle constitue un perfectionnement important du procédé primitif de Bardenheuer, qui restaurait la perte de substance à l'aide de deux lambeaux cutanés pris sur les parties voisines de la joue et suturés face cruente contre face cruente.

L'élégance et les avantages du procédé nous ont tellement intéressé que nous avons voulu en faire une étude spéciale, dans la mesure de nos faibles connaissances.

C'est ce procédé que nous voulons mettre en relief dans cette thèse. Faire un travail complet sur l'intervention chirurgicale dans le carcinome de la joue n'est donc point notre intention.

Aussi nous bornerons-nous, après avoir exposé en peu de mots l'anatomie topographique de la région et cité très en détail le procédé employé par M. le professeur Forgue, à une revue rapide des autres procédés employés.

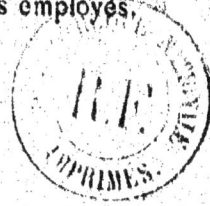

DE
L'INTERVENTION CHIRURGICALE

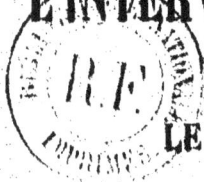

DANS

LE CARCINOME DE LA JOUE

ANATOMIE TOPOGRAPHIQUE DE LA RÉGION

La portion génienne de la joue a pour limites extérieures : en arrière, le bord antérieur du masséter ; en haut, le bord inférieur de l'os malaire et l'extrémité antérieure de l'apophyse zygomatique ; en avant, une ligne allant de l'extrémité interne de l'os malaire à la naissance de la racine de la branche montante du maxillaire supérieur et le pli naso-labial ; en bas, la région sous-maxillaire. Les limites intérieures comprennent toute la partie dépourvue de squelette et tapissée par la muqueuse buccale jusqu'au voisinage de la commissure des lèvres.

La joue se compose des couches suivantes : 1° la peau, qui glisse sur les autres parties molles, à cause de son union intime en plusieurs points avec les muscles sous-jacents. Elle est parcourue par une énorme quantité de petits vaisseaux qui deviennent variqueux chez les sujets qui s'adonnent à l'intempérance ; 2° la couche sous-cutanée, qui est constituée par un tissu cellulo-adipeux très abondant, surtout en arrière, où il se continue avec celui de la fosse temporale et de la loge parotidienne ; 3° une aponévrose mince et celluleuse, dite aponévrose génienne ou de Blandin, qui recouvre tous les muscles et se compose de deux lames entre lesquelles se trouve la boule graisseuse de Bichat, qui se continue avec le tissu cellulo-adipeux des fosses temporale et zygomatique ; 4° en haut et en dehors, les muscles grand et petit zygomatique ; en bas le peaucier et le triangulaire, entre ces muscles et sous le masséter la boule graisseuse de Bichat ; enfin et surtout le buccinateur, en dehors duquel on rencontre un groupe des glandes situées en arrière du canal de Sténon et correspondant aux deux dernières molaires ; 5° la doublure cellulaire de la muqueuse ; 6" la muqueuse elle-même pourvue d'un épithélium et de glandules.

La région nous présente en outre à étudier, surtout au point de vue des difficultés opératoires : 1° des vaisseaux ; 2° des nerfs ; 3° le conduit excréteur de la glande parotide.

Nous citerons comme vaisseaux, les artères faciale, buccale et transverse de la face. La veine faciale a aussi son importance, parce qu'elle peut devenir le siège d'une phlébite très grave par le fait de ses rapports de continuité avec le sinus caverneux.

L'artère faciale ne reposant point sur un plan solide, dans son trajet à travers la joue, si on vient à la diviser, on ne peut songer à la compression, il faut la lier ou la forcipresser. Même conduite pour l'artère transverse de la face. Malgré le petit nombre d'artères importantes qui se trouvent dans l'épaisseur de la joue, l'hémostase peut y rencontrer de sérieuses difficultés. Il en résulte que, au cours de l'opération, on est gêné par le sang, dont on ne peut pas se rendre maître par la compression.

Une autre préoccupation pour le chirurgien est le tissu

nerveux, surtout les rameaux du facial et la paralysie qui résulte de leur section. Mais comme elle n'est que passagère il ne faut pas s'en préoccuper outre mesure.

Nous avons encore à citer, comme organe important, le canal de Sténon, dont la section peut entraîner parfois une fistule persistante.

Procédé employé par M. le professeur Forgue

Deux pinces à abaissement du modèle qui sert aux inter-
ventions utérines sont placées au niveau de la commissure
labiale correspondante à la lésion. Elles sont confiées à un
aide qui les tire en avant, ce qui tend toute la paroi buccale.
L'incision est conduite, depuis la commissure labiale, entre
les deux pinces, transversalement d'avant en arrière, et coupe
la peau et la couche sous-cutanée jusqu'au niveau du lobule
de l'oreille. Dès lors, chacune des deux pinces écartant l'angle
du lambeau correspondant, on dissèque en haut et en bas ces
deux lambeaux cutanés, dans le cas où le néoplasme, ce qui est
une éventualité fréquente, n'a point envahi les téguments. Si, au
contraire, ceux-ci ont été infiltrés ou ulcérés, l'incision prend
le type d'un tracé ovalaire passant, en haut et en bas, à distance large de la portion malade. A coups de bistouri, parallèlement conduit à la couche sous-cutanée, on dissèque et on
mobilise deux lambeaux, l'un supérieur, l'autre inférieur ; au
cours de cette dissection on sectionne au milieu de la graisse
sous-cutanée l'artère et la veine faciales qui sont forcipressées.
Grâce à cette dissection largement conduite en haut et en bas,
on a mis à découvert toute la région buccinatrice, le muscle
buccinateur recouvert de son aponévrose, toute la partie antérieure du masséter, le canal de Sténon au niveau de son coude
en avant du masseter. Il devient dès lors très facile et très
net de saisir entre le pouce placé à la face externe et l'index gauche, placé à la face interne, toute l'épaisseur de la joue
composée par ses parois muqueuse et musculaire. Ainsi pin-

cée entre ces deux doigts, il est facile de l'explorer, de bien reconnaître jusqu'où s'étend, au-delà de l'ulcération, la zone d'infiltration.

Il est aussi très aisé et très rapide de tendre entre ces deux doigts toute cette paroi musculo-muqueuse ainsi clivée du plan cutané et de l'exciser à larges coups de ciseaux en haut et en bas, jusqu'au niveau où la muqueuse se réfléchit sur le rebord alvéolaire, en arrière, jusqu'à la hauteur du bord antérieur du masséter. Dans l'hypothèse d'une ulcération néoplasique n'occupant que la partie antérieure juxta-commissurale de la face interne de la joue, il est possible de faire passer l'excision en avant du coude du canal de Sténon et, par conséquent, de ménager ce canal. Mais dans l'éventualité d'un épithélioma propagé très en arrière il devient très difficile de ne point léser ce canal. Nous avons dû (1) plusieurs fois pratiquer sa section et n'avons pas, contrairement à ce qu'on peut penser, observé de fistules externes salivaires, soit qu'une nouvelle embouchure muqueuse se soit spontanément établie, soit qu'une oblitération cicatricielle ait obturé le canal et entraîné l'atrophie de la glande. La paroi musculo-muqueuse de la joue étant ainsi largement excisée, jusqu'à son insertion alvéolaire, pour permettre une exérèse aussi complète que possible du néoplasme, il en résulte que, lorsque les deux lambeaux cutanés sont rapprochés et suturés, la joue est bornée à ce plan tégumentaire mince, sans muscles et sans muqueuse et exposée, à sa face profonde, à une inflammation qui, ordinairement par le processus cicatriciel, entraîne ultérieurement un trismus très serré.

Il est évident que le but doit être de substituer à cette paroi

---

(1) Dicté par M. le professeur Forgue.

sans muqueuse une paroi doublée, préservée contre la rétrac-
tion cicatricielle.

C'est pour répondre à ce but que Bardenheuer a imaginé
son procédé à doubles lambeaux accolés par leur face cruente
qu'il nous a fait connaître dans une visite que nous avons
faite à sa clinique de Cologne.

A son exemple et par un procédé dérivé nous avons essayé
d'employer comme lambeau interne destiné à former un plan
muqueux par sa surface cutanée renversée, un lambeau taillé dans
la région malaire et zygomatique et renversé, face cruente en
dehors dans l'intervalle inter-maxillaire résultant de l'excision
de la muqueuse gétienne.

Sur cette face cruente nous ramenions et suturions les deux
lambeaux cutanés, face sanglante contre face sanglante. Ce
procédé ne nous a pas donné de satisfaction ; il est arrivé le
plus souvent que, sous l'influence des infections, d'origine
buccale, le lambeau s'est sphacélé ; dans d'autres cas, il a
vécu partiellement, mais les poils ont poussé à sa surface cutanée, et ces petites touffes ont été très gênantes, s'encombrant
de mucosités buccales, sans que le lambeau montrât tendance
à s'organiser en plan muqueux. Aussi nous avons eu l'idée, que
nous avons réalisée cinq fois, de doubler les lambeaux cutanés
avec des greffes dermo-épidermiques de Thiersch. Nous avons
taillé les lanières le plus larges possible et nous les avons ten-
dues face épidermique en dedans, dans tout l'espace inter-
maxillaire d'un bord à l'autre de l'excision muqueuse. C'est
assez délicat à faire, mais c'est faisable très régulièrement.
Avec de la patience, nous avons même pu, à l'aide de l'aiguille
fine de Colin, fixer par quelques points de fin catgut ces lanières dermo-épidermiques, aux bords de la muqueuse. Par des-
sus ce plan de greffes, nous avons doucement ramené les
lambeaux cutanés suturés bord à bord.

Sans doute, il y a une grosse difficulté à maintenir en

place ces greffes dermo-épidermiques ; les sécrétions intrabuc-
cales, l'infection difficilement évitable, font qu'elles se mobi-
lisent, et deux fois nous les avons vu emportées en totalité
dans les jours qui ont suivi l'opération.

Mais dans le cas où l'excision de la muqueuse n'a point été
totale, n'a point porté jusqu'aux insertions alvéolaires, où il
persiste en haut et en bas une bordure de muqueuse saine
servant de point de fixation et diminuant l'étendue de la brèche, dans le cas aussi où la dentition est en bon état et où
l'état septique de la bouche est modéré, nous avons pu, en
introduisant doucement entre les dents et la joue une petite
pièce de gaze iodoformée, enduite de vaseline iodoformée, et
que le malade gardera à demeure comme une chique, nous
avons pu assurer la prise partielle de ces greffes ; et dans un
cas surtout où le malade reste depuis deux ans (employé du
chemin de fer de la gare d'Alais), il se fait un revêtement épidermique assez parfait pour que le malade n'offre aucune
diminution dans l'écartement des mâchoires.

Procédés divers

1° PROCÉDÉ DE VERNEUIL, *dans le cas où le carcinome n'a pas
envahi la peau, ni les ganglions sous-maxillaires*

On trace une incision courbe à concavité supérieure, partant de la commissure des lèvres pour aboutir à quelques
centimètres du lobule de l'oreille. Puis, disséquant par l'extérieur l'ulcération interne, on dédouble en quelque sorte la joue
jusqu'à une distance assez grande des limites du mal. Ensuite
à l'aide du thermocautère conduit tour à tour, aux limites de

la dissection, on enlève rapidement la portion de muqueuse
buccale au centre de laquelle adhère l'épithélioma. La plaie
étant ainsi béante, Verneuil se contentait de placer deux points
de suture au niveau même de la commissure et laissait flotter
les deux lèvres de l'incision, sur lesquelles un pansement
ordinaire était appliqué. Il pouvait surveiller ainsi, dans les
jours qui suivaient l'opération, si rien de suspect n'apparais-
sait dans la plaie ou dans la profondeur.

2° Procédé de Verneuil, *dans le cas où la peau est adhérente à l'ulcération muqueuse.*

Au lieu d'une incision linéaire horizontale comme dans le
premier cas, il circonscrivait au thermocautère les parties
malades à l'aide de deux incisions presque circulaires, mais
allongées dans le sens antéro-postérieur. Cela fait, il dissé-
quait la tumeur et dédoublait la joue comme nous l'avons
décrit plus haut et enlevait l'épithélioma par le même procédé.

Procédé de E. Forgue et P. Reclus, *dans le cas d'épithélioma de la muqueuse n'ayant pas envahi la peau.*

« Une incision cutanée est menée de la commissure vers la
pointe du lobule ; elle est au-dessous du trajet du canal de
Sténon, qu'une dissection attentive s'efforcera de ménager. En
haut et en bas, la peau est disséquée en deux lambeaux, et
nous poursuivons cette dissection en pleines lèvres, supérieure

et inférieure, en dedans de la commissure. Nous exposons ainsi largement la lame profonde de la joue, et il est aisé d'exciser cette lame en dépassant amplement les limites apparentes du mal. Néanmoins, on s'efforcera de conserver, soit en avant, si le canal est reculé, soit en arrière, si le néoplasme a un siège antérieur, ce qui sera absolument sain ou le paraît dans la muqueuse ; c'est le moyen de diminuer le trismus qui suit forcément les excisions, soit commissurales, soit postérieures. Puis les lambeaux cutanés sont suturés, la commissure reconstituée soigneusement, la joue bourrée de gaze iodoformée » (1).

3° PROCÉDÉ DE MORESTIN, *dans le cas où la peau et les parties osseuses sont envahies* (2).

« 1° Tracer deux longues incisions cutanées partant, soit de la commissure labiale, soit l'une de la lèvre supérieure, l'autre de l'inférieure, suivant que leur angle de réunion est ou non respecté, et allant se terminer au-devant du sterno-mastoïdien, à la hauteur de la grande corne de l'hyoïde. Leur trajet est variable, elles sont plus ou moins distantes l'une de l'autre selon l'étendue des téguments qu'il faudra sacrifier.

2° Attaque de la tumeur cancéreuse par la région sous-maxillaire. La masse formée par les ganglions et la glande

---

(1) E. Forgue et P. Reclus. — Thérapeutique chirurgicale, t. 2, p. 406.

(2) H. Morestin. — Le cancer de la joue. XIII° Congrès international de méd., Paris 2-9 août 1900.

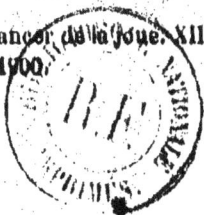

2

est libérée par dissection, en arrière, en bas et en dedans.
« L'artère faciale est sectionnée, après avoir été vue et pincée préventivement, ainsi que la veine faciale. La masse est laissée appendue au maxillaire, mais séparée soigneusement du plan profond, hyoglosse, grand hypoglosse et veines. Le digastrique, le mylo-hyoïdien sont à nu dans la plaie ; l'artère sous-mentale a été vue, pincée et sectionnée.

3° Dissection de la peau sur la lèvre supérieure de la plaie d'en haut. Section antéro-postérieure des plans profonds de la joue au-dessus de la tumeur, libération de l'attache inférieure du masséter.

4° Le maxillaire est scié plus ou moins près de la ligne médiane.

Généralement les lésions obligent à reporter cette section jusqu'à la hauteur de l'incisive latérale ;

5° Le maxillaire est alors porté au dehors, et le plancher buccal sectionné d'avant en arrière ;

6° Section à la scie de la branche montant dans le sens antéro-postérieur, au-dessus du plan formé par la surface libre des couronnes dentaires ;

7° Pincement de la dentaire inférieure à son entrée dans le canal osseux. Il faut la saisir avant de détacher le maxillaire ; l'on ne voit pas saigner l'artère ;

8° Les insertions du ptérygoïdien interne sont alors coupées, et le bloc cancéreux est extirpé d'une seule pièce ;

9° La muqueuse conservée du plancher buccal est décollée, libérée jusqu'à sur la langue et relevée en haut, fixée par des sutures à la tranche de section de la bande restante de muqueuse génienne. On arrive ainsi habituellement à faire une paroi muqueuse presque complète ;

10° Il faut, sur ce plan muqueux, mettre un plan cutané. Le rapprochement des lèvres de la plaie peut suffire en raison du vide créé par la perte de substance de la mâchoire, si l'on n'a pas trop sacrifié de peau. Dans le cas contraire, il suffit parfois de décoller la peau sur la joue et vers le cou, pour qu'elle se prête à la suture immédiate. Au besoin, des incisions libératrices facilitent grandement ces déplacements.

Autrement il peut recourir aux lambeaux proprement dits.

Résultats opératoires. — Sur les douze malades que j'ai observés, dix présentaient à peu près la forme anatomo-pathologique qui m'a servi de type. J'en ai opéré cinq selon la technique que je viens d'indiquer, les autres étant par trop inopérables.

De ces cinq, l'un est mort le jour même. J'avais eu le tort de céder à ses instances et à celles de sa famille, car il était déjà très cachectique ; mais deux fois déjà, on avait empêché son suicide ; et voulant absolument en finir coûte que coûte, prévenu des dangers de l'intervention, il la réclamait en suppliant.

Les quatre autres ont supporté très bien l'opération ; l'un d'eux a été perdu de vue, les trois autres ont récidivé et ont succombé de trois à huit mois après l'opération. C'est donc sans aucun enthousiasme que je parle ici de traitement opératoire. Ma conclusion n'est pas cependant qu'il faut s'abstenir. Ces malades ont eu une courte survie de mauvais cas.

Malgré ce qu'il y a de pénible dans cette chirurgie qui conduit d'une manière habituelle à des insuccès thérapeutiques, on ne peut pourtant pas y renoncer. Nous en sommes là pour tous les cancers, et nous les opérons néanmoins.

Quelques cas, plus voisins du début, à marche moins accélérée, moins étendus, plus traitables, changeraient sans aucun doute ces résultats, et il ne faut point désespérer d'obtenir de temps à autre, là comme ailleurs, quelque guérison durable. »

4° Procédé de Piéchaud, *dans le cas où la peau est intacte.*

Longue incision allant du voisinage de la commissure jusque sur le masséter dans une direction antéro-postérieure. A la partie antérieure de cette incision, il en amène une autre perpendiculairement à la première, puis il dissèque les deux lambeaux cutanés triangulaires qui en résultent. L'ablation de la tumeur est ainsi rendue simple et facile. Cette extirpation faite, les lambeaux sont rapprochés et suturés.

Il trouve à ce procédé les avantages suivants :

Anesthésie chirurgicale simple, comme s'il ne s'agissait pas d'une opération étendue sur la bouche, écoulement du sang dans la cavité buccale seulement pendant les premiers temps de l'opération, pas de complications opératoires du côté du facial ou du canal de Sténon, rapidité de l'intervention, résultat esthétique satisfaisant.

Procédés Autoplastiques

Dans les cas examinés plus haut il n'y avait pas perte de substance. Dans ce dernier cas, il faut recourir aux procédés autoplastiques.

La plupart du temps on taille un lambeau cervical à pédicule postéro-supérieur, qui est ensuite fixé aux bords de la perte de substance.

Par ce procédé, Peyrot conserva un malade guéri pendant trois ans. A cette époque survint une récidive dans les ganglions sous-maxillaires pour laquelle il fut opéré de nouveau. Le malade vivait depuis un an et demi déjà sans récidive, après cette deuxième opération, quand Peyrot fait connaître son observation.

Avec le procédé ordinaire d'autoplastie à l'aide d'un lambeau cervico-facial, le résultat est habituellement satisfaisant. Cependant ce lambeau, dont la face cruentée est tournée vers la cavité buccale en contact avec la salive, se trouve dans des conditions défectueuses. Trop mince, il est exposé à se mortifier partiellement ; suppurant pendant longtemps par sa face interne, il a tendance à se rétracter ; aussi nombre de chirurgiens ont conseillé des procédés à doubles plans de lambeaux.

Parmi ces procédés nous citerons ceux de Lauenstein et de Krack, laissant de côté, pour ne pas y revenir, le procédé qui a fait le sujet de notre thèse.

1° PROCÉDÉ DE LAUENSTEIN, *applicable surtout dans le cas de grande perte de substance.*

Il consiste à tracer deux incisions verticales parallèles sur la face antérieure du thorax, puis à disséquer un lambeau en forme de pont. Sous ce pont, insinuer, en le retournant, un lambeau quadrilatère, emprunté à la région mammaire. Après que les deux lambeaux sont solidement réunis l'un à l'autre, couper le pédicule du second et l'attache inférieure du premier, prolonger jusqu'à la partie supérieure du cou les deux incisions verticales qui avaient servi à la taille du lambeau sternal. On obtient ainsi un long pédicule auquel est appendu le double lambeau, revêtu d'épiderme sur ses deux faces. Celui-ci est greffé dans la perte de substance génienne.

Mais Lauenstein avoue que le résultat esthétique laissait à désirer dans un cas où il avait appliqué ce dernier procédé.

2° PROCÉDÉ DE KRACK

Ce dernier recommande le plus simplement de prendre dans le voisinage immédiat de la perte de substance un lambeau dont la face cruentée sera retournée en dehors et la face épidermique en dedans. La première, ainsi que la place d'emprunt du lambeau, seront ensuite couvertes de greffes de Thiersch.

OBSERVATIONS

OBSERVATION PREMIÈRE

(Service de M. le professeur Forgue)

Alfred G., âgé de 65 ans, courtier en vins, habitant Cette, entre à l'hôpital suburbain, le 21 mars 1904, pour une tumeur de la joue gauche.

Antécédents héréditaires. — Nuls.

Antécédents personnels. — Fumeur invétéré. Grippe à forme thoracique en 1900, qui a laissé au malade une bronchite chronique avec asthme.

Le malade ne s'est aperçu de son affection que depuis six semaines avant son entrée à l'hôpital.

A l'inspection on constate que la joue extérieurement a conservé son état absolument normal. La face interne de la joue est occupée par une ulcération, des dimensions d'une pièce de vingt sous, qui commence à un travers de doigt de la commissure, laquelle est irrégulière, bourgeonnante et couverte d'enduits pultacés sales. Elle repose sur une infiltration dure qui s'étend en arrière jusque dans la région pré-massétérine de la joue et qui laisse à peine une mince bordure souple et saine de muqueuse au niveau des replis gingivo-géniens. Les deux

régions sous-maxillaires montrent des ganglions durs du volume d'une noisette à un petit pois ; les plus volumineux siè-
gent au niveau du coude de la faciale. M. Forgue hésite à
pratiquer cette intervention devant l'étendue de la lésion et
en présence de l'état de myocardite scléreuse où se trouve le
malade (tachycardie, essoufflement, pouls petit et irrégulier).

Cependant, sur les instances du malade, l'opération est
pratiquée. L'anesthésie chloroformique est conduite avec une
grande prudence : aucune alerte n'a été observée. L'intervention commence par l'ablation en bloc de la chaîne lymphatique
sous-maxillaire, d'un angle du maxillaire inférieur à l'autre, à
la favour de la longue incision parabolique suivant le bord inférieur du maxillaire. L'ablation de la tumeur et l'application
des greffes sont conduites comme nous l'avons dit plus haut.

Contre toute attente, les suites ont été bonnes et simples.
La gaze iodoformée insinuée sous les parties molles de la joue
et bien ointe de vaseline salolée est restée en place six jours,
puis doucement retirée. Dès ce moment, de fréquents gargarismes au thymol et à l'eau oxygénée ont contribué à maintenir l'antisepsie buccale. Il a paru certain qu'une bonne partie
des greffes avait tenu ; d'autres parties se sont éliminées sous
forme de lanières ramollies, grisâtres.

Un mois après l'opération, à l'examen de la bouche du malade, on constate qu'il persiste du fait de l'ablation un rétrécissement de la bouche. La commissure gauche a été repor-
tée en avant, à peu près à l'alignement de l'aile du nez, d'où
difficulté pour l'ouverture de la bouche et déviation droite de
cette ouverture.

En introduisant le doigt, on trouve la face interne de la
joue complètement tapissée de muqueuse. On reconnaît sous
forme de petits sillons granuleux les parties qui répondaient
à l'intervalle des greffes.

Le 14 mai, le malade sort de l'hôpital complètement guéri.

Le 2 juillet, nous nous rendons à Cette pour examiner de nouveau le malade. Ce dernier nous raconte qu'il n'éprouve aucune gêne ou douleur, et mangerait volontiers des aliments solides si son médecin, qui l'a soumis à un régime plutôt liquide, comme artério-scléreux, le lui permettait.

Le rétrécissement de la bouche persiste toujours, mais l'élasticité de la commissure fait des progrès.

En introduisant le doigt dans la bouche, on trouve la face interne de la joue complètement tapissée de muqueuses. La joue est molle. Ce n'est qu'au niveau de la suture et en pinçant cette dernière entre le pouce et l'index qu'on sent une induration linéaire cicatricielle.

Observation II

(Service de M. le professeur Forgue)

Epithélioma de la face interne de la joue gauche. — Extension considérable du mal. — Le malade renvoyé de l'hôpital comme inopérable.

L. B., jardinier, âgé de 57 ans, habitant Nîmes, de constitution robuste, entre à l'hôpital suburbain le 21 août 1900, pour une ulcération siégeant à la face interne de la joue gauche.

Antécédents héréditaires. — Nuls.

Antécédents personnels. — A l'âge de 14 ans, il eut un érysipèle qui a duré quinze jours, sans accidents. A l'âge de 25 ans, il eut une chancrelle du frein de la verge qui a guéri sans autres accidents. Depuis l'âge de 20 ans il était sujet aux aphtes.

Le début de sa maladie actuelle remonte à cinq mois. Il s'aperçut qu'une petite grosseur se développait à la face interne de la joue gauche. Dix jours avant son entrée à l'hôpital, il se fit cautériser au nitrate d'argent. Le mal qui, jusque-là, évoluait très lentement, se mit à progresser activement, de telle sorte que l'ulcération, dans l'espace de dix jours, a débordé la commissure correspondante.

A l'examen de cet homme, on trouve une ulcération d'une largeur d'une pièce de 2 francs, de forme circulaire, à bords épais et indurés à leur base, fond ulcéré siégeant exactement au milieu de la face interne de la joue et se propageant vers la commissure labiale correspondante ; ulcération qui présentait tous les caractères d'une tumeur épithéliale. L'exploration digitale n'est nullement douloureuse. Il ouvre la bouche, mange, mâche, sans éprouver la moindre douleur. L'ulcération, qui paraissait avoir pris naissance à la face interne de la joue, au niveau d'une ligne correspondante à la réunion des deux arcades dentaires, n'avait pas dû conserver longtemps cette forme circonscrite sur la muqueuse, sans envahir l'épaisseur de la joue, de sorte que la tumeur faisait une proéminence en dehors et que, par la simple vue, on saisissait bien que le volume de la joue atteinte l'emportait de beaucoup sur celui du côté sain. Et, par le palper, on sentait très bien une induration à l'extérieur ; de plus, lorsqu'on commandait au malade de baisser la tête, on sentait, au-dessous de l'angle de la mâchoire inférieure, rouler un ganglion de la grosseur d'un gros haricot.

Tout le reste de la cavité buccale : les maxillaires, les gencives, la muqueuse du plancher, sont dans un état d'intégrité parfaite, sauf les dents, qui sont en très mauvais état.

Du côté du néoplasme, les maxillaires sont presque complètement dépourvus de dents, à l'exception d'une prémolaire du maxillaire supérieur qui, par sa forme et sa mauvaise implantation, correspondait exactement à l'ulcération.

Les dents correspondantes du maxillaire inférieur manquent complètement du côté malade.

Le diagnostic ne fait aucun doute ; il s'agit d'un épithélioma de la joue avec engorgement ganglionnaire ; mais comme l'extension du mal était considérable, le malade était renvoyé le 25 août comme inopérable.

OBSERVATION III

(Service de M. le professeur Forgue)

Epithélioma de la face interne de la joue gauche. — Envahissement ganglionnaire des deux côtés. — Opération. — Guérison.

P. C..., habitant Montpellier, né à Sumène (Gard), portefaix, âgé de 49 ans.

Antécédents héréditaires. — Nuls.

Antécédents personnels. — Pas de maladies antérieures. Pas de maladies de femmes. C'est un buveur ; il ne présente cependant pas les symptômes d'alcoolisme. Gros fumeur, même malgré son mal.

Le 24 décembre 1900, il entre dans le service de M. le professeur Forgue, salle Delpech, n° 15. Il y a dix mois qu'il s'est aperçu d'une petite égratignure siégeant à la face interne de sa joue gauche, à quelques millimètres en arrière de la commissure correspondante.

Actuellement, on voit à sa place une large ulcération envahissant la commissure et le tiers externe des rebords muqueux des deux lèvres, supérieure et inférieure. A un travers de doigt en arrière de la commissure, on sent une induration à surface ulcérée, de la largeur d'une pièce de deux francs, à bords indurés et occupant tout le plan profond de la joue. En arrière de cette induration, l'ulcération se propage sur toute la face muqueuse de la joue, et elle est parsemée de petits points blanchâtres dus à une ancienne plaque leucoplasique développée en cet endroit, d'autant plus que toute la face dorsale de la langue est le siège d'une large plaque leucoplasique.

A l'exploration digitale, on sent très bien cette induration, qui n'est point douloureuse, même à la mastication ; ce n'est que la fumée du tabac qui lui fait éprouver un léger degré de picotement.

Les dents correspondant à l'ulcération de la joue sont en très mauvais état. Les gencives ne sont pas envahies ; la tumeur, en somme, a exactement les limites de la joue sans les dépasser.

A l'extérieur, la peau de la joue est saine dans toute son étendue, sauf dans la région proche de la commissure ; elle est libre d'adhérences.

De plus, on sent, au milieu de la face externe et près du bord inférieur du maxillaire inférieur, rouler un ganglion du volume d'un gros haricot ; au-dessous et en arrière du dit maxillaire, on sent une masse, bosselée, immobile, envahissant toute la chaîne ganglionnaire du côté malade ; même du côté opposé, on sent deux petits ganglions sous-maxillaires envahis.

Opération (le 10 janvier 1901). — Le malade est anesthésié à l'éther. 1° Une incision de 10 à 12 centimètres est menée parallèlement et au-dessous du rebord du maxillaire inférieur ; les lèvres de l'incision, formées par la peau de la joue, sont disséquées dans un espace de quatre travers de doigt jusqu'au plan profond ; toute la chaîne ganglionnaire, y compris le muscle mylo-hyoïdien, est disséquée et enlevée en totalité ; les petits vaisseaux qui donnent sont pincés et liés au cours de la dissection ; 2° suture des lèvres de l'incision au catgut ; 3° une incision pareille à la première est faite du côté opposé, avec dissection de deux petits ganglions envahis ;

4° suture de cette seconde incision ; 5° excision du plan profond de la joue : les deux lèvres, supérieure et inférieure, sont pincées avec les pinces tire-balles et tenues écartées par un aide ; deux incisions, l'une sur la lèvre supérieure, l'autre sur la lèvre inférieure, sont faites sur leurs bords muqueux et vont se rejoindre à la commissure correspondante ; une troisième incision, de 8 à 10 centimètres, partant de cette commissure, est dirigée vers l'angle du maxillaire, de façon que les trois incisions forment la lettre Y. Dissection rapide des lèvres de l'incision en V (formées par la peau seule de la joue), dans un espace de trois à quatre travers de doigt ; ces deux lambeaux découvrent complètement le plan profond de la joue. Puis, excision, par deux coups de ciseaux, en haut et en bas, de tout le plan profond autour de la tumeur en dépassant largement les limites de cette dernière ; 6° suture de ces incisions et restauration de la bouche. L'opération finie, un pansement compressif est fait à la gaze iodoformée. Pas d'accidents pendant l'opération. Le malade sort guéri de l'hôpital.

Observation IV

(Service de M. le professeur Forgue)

Epithélioma de la face interne de la joue gauche. — Opération.
Guérison depuis 4 ans.

A. A..., négociant en bois, habitant une ville du Gard, âgé de 60 ans, de constitution robuste.

Antécédents héréditaires et personnels : nuls.

Etat actuel. — Le malade déclare s'être aperçu, il y a trois mois (le 5 mai 1896), que deux ou trois petites rides ou petits plis s'étaient formés à l'intérieur et au milieu de sa joue gauche. Un mois après, il a senti, au toucher de la langue, que les plis devenaient confluents et prenaient la forme d'une pièce de 50 centimes, qui, vers la fin de juillet, a presque triplé de volume ; de sorte que la tumeur, grosse comme une pièce de quarante sous, dure, ulcérée, envahissant toutes les couches profondes et s'étendant sur toute la face interne de la joue, faisait une saillie à l'intérieur de la bouche et que le malade mordait de temps en temps, sans jamais éprouver la moindre douleur.

Le malade consulte un médecin, qui, croyant à une affection épithéliomateuse, l'envoie à l'hôpital de Montpellier, où il entre dans le service de M. le professeur Forgue.

En effet, M. Forgue diagnostiqua un épithélioma de la face interne de la joue et, le 1er août 1896, l'opéra ; la technique opératoire est celle de l'observation I. L'opération a très bien marché et les suites furent excellentes ; le 15 août, le malade rentre chez lui guéri, présentant seulement un trismus probablement cicatriciel. Pendant trois mois, ce trismus ne lui permettait qu'un écartement de 6 à 7 millimètres des arcades dentaires.

Sept à huit mois après l'opération, il est arrivé à les écarter de 17 à 18 millimètres et, depuis, l'écartement n'a plus dépassé cette limite ; ce qui n'empêche cependant pas le libre fonctionnement de la bouche, tant à la mastication qu'à la phonation.

Depuis l'opération, le malade n'emploie que les gargarismes hygiéniques de la bouche ; il ne ressent absolument rien à l'endroit opéré et présente actuellement une santé excellente.

Observation V

(Service de M. le professeur Forgue)

Epithélioma de la face interne de la joue droite. — Opération. — Guérison. —
Récidive sur la cicatrice, neuf mois après l'opération

X..., habitant les environs de Calvisson (Gard), cultivateur, âgé de 67 ans.

Antécédents héréditaires et personnels, nuls.

État actuel. — Le malade déclare s'être aperçu, il y a six mois, d'une petite ulcération de la face muqueuse de la joue droite. M. le docteur Kleinschmidt, son médecin traitant, diagnostique une ulcération épithéliomateuse siégeant au niveau de l'embouchure du canal de Sténon, et développée sous l'irritation continuelle d'un ancien chicot.

Pendant ce temps, le traitement qui lui a été institué se bornait tout simplement aux gargarismes de chlorate de potasse.

Le 5 décembre 1898, il entre à l'hôpital de Montpellier, dans le service de M. le professeur Forgue, qui le jour même l'opère. La technique opératoire est celle de l'observation I. Les suites de l'opération étaient bonnes, et ce n'est que neuf mois après qu'une récidive apparaît sur la cicatrice. Depuis, le malade a été perdu de vue, et il n'y a pas de doute qu'il ne soit mort.

OBSERVATION VI

(Due à M. le docteur Morestin, chirurgien des hôpitaux de Paris
Publiée dans le *Journal des Praticiens* le 1er septembre 1900, n° 35)

Epithélioma de la face interne de la joue gauche. — Extension considérable
Opération impossible

C'est un Belge de 58 ans, de haute taille et de constitution robuste. Son père serait mort tuberculeux. Lui-même a été soigné pour une pleurésie purulente à l'hôpital Necker, en 1890. On lui fit l'opération de l'empyème, qui amena la guérison.

Il n'a jamais usé de tabac ; il a bien allumé autrefois quelques cigarettes, il s'en accuse spontanément, les interrogatoires multiples auxquels il a été soumis ont fini par le lui remémorer. Mais il en parle comme ce pauvre âne de la fable avouait avoir tondu d'un pré la largeur de sa langue.

Au mois de décembre, il est entré à la Charité, dans le service de M. Tillaux. Les lésions étaient, sans doute, déjà très avancées, car on ne lui proposa aucune intervention.

Sorti de la Charité, il fut pris d'erysipèle de la face, qui l'obligea à chercher un refuge à Aubervilliers. Le point de départ de cette complication était, sans aucun doute, la commissure buccale, déjà envahie et ulcérée. Depuis, une perforation s'est établie au centre de la joue, et la salive se déverse à l'extérieur. C'est dans ces conditions qu'il est entré ici le 26 mars 1900, au n° 34 de la salle Saint-Louis. Un simple coup d'œil suffit pour juger de la gravité du cas. Une tumeur considérable occupe la joue gauche et la déforme de la façon la plus hideuse. Elle est, en effet, largement ulcérée à son centre. Cette ulcération est couverte de bourgeons irréguliers, couverts de détritus sphacéliques et de sanie grisâtre. Au centre de ce cratère, on voit sourdre la salive, entre les mamelons néoplasiques.

L'ulcère est à peu près circulaire, mais ses bords sont irréguliers et en partie cachés par les bourgeons éversés et débordant les limites de la perforation cutanée. Cette surface ulcérée attire tout d'abord le regard et aussi l'odorat, car il s'en dégage des émanations d'une fétidité effrayante, mais ce n'est qu'un détail. La tumeur sur laquelle elle repose occupe la joue presque entière, couvre la face externe et remplit également la région sus-hyoïdienne latérale. Les lèvres sont entr'ouvertes, elles sont écartées l'une de l'autre par une masse framboisée, d'un rouge violacé, implantée sur la commissure et se continuant dans la profondeur. Les téguments sont manifestement envahis dans presque toute l'étendue du relief de la tumeur ; ils présentent une teinte sombre, violacée et sur ce fond se dessinent en grand nombre de petites varicosités étoilées.

Ce sont des indices certains d'une altération déjà très profonde. A la palpation, on reconnaît aisément une plaque d'une dureté ligneuse, adhérente au maxillaire qu'elle entoure, adhérente aussi à la peau qui a perdu toute sa mobilité. Cette masse, on n'en peut encore déterminer les limites en bas et en arrière.

Elle se termine au voisinage de l'hyoïde et au devant du sterno-mastoïdien par une surface arrondie.

En avant et en haut, les contours sont moins nets, le néoplasme est en voie de diffusion. Cependant, le tiers supérieur de la joue a conservé en grande partie sa souplesse.

Pour être complètement renseigné, il faut avoir le courage d'introduire le doigt dans le vestibule buccal. Vous remarquerez alors que le malade se soumet très volontiers à cette exploration, qui n'est nullement douloureuse.

3

Bien plus, il ouvre la bouche sans difficulté, et si l'écartement des mâchoires ne présente pas l'amplitude normale, du moins il est possible dans une certaine étendue. Il n'y a donc ni trismus, ni rigidité complète de la joue. La face interne de celle-ci est presque totalement envahie par la tumeur ulcérée.

Cependant, en arrière, celle-ci s'arrête au niveau de la dernière molaire ; en haut, il persiste une bande muqueuse encore saine en apparence. En bas, il y a fusion avec le maxillaire, et la gencive est envahie jusqu'aux alvéoles des dents, qui sont, d'ailleurs, dans un état déplorable.

La petite portion, encore saine, de la joue suffit pour permettre aux mâchoires de s'écarter, en raison de la souplesse et de l'élasticité des parties molles. La muqueuse du plancher buccal est dans un état de parfaite intégrité.

Le maximum des lésions est à la partie intérieure de la joue. Le malade nous indique bien, d'ailleurs, le cul-de-sac gingivo-génien comme le point de départ de la lésion.

Il est très remarquable qu'avec de pareilles lésions cet homme ne souffre en aucune façon. Quelle différence à cet égard avec les néoplasmes du plancher de la bouche ou de la langue ! Il peut manger, mâcher même. Son état général commence à s'altérer, depuis surtout qu'il existe une perforation permettant à la salive de se déverser constamment à l'extérieur.

Cet écoulement continu est non seulement la source de grands ennuis, mais c'est encore une cause d'épuisement rapide.

Le diagnostic ne fait malheureusement aucun doute ; il s'agit d'un épithélioma de la joue propagé au maxillaire ; les ganglions sous-maxillaires engorgés adhèrent aussi à la mâchoire et se sont fusionnés avec la tumeur primitive.

Son état général, la pâleur caractéristique, l'étendue de la lésion nous indiquent une contre-indication au point de vue chirurgical.

Observations VII et VIII

(dues à M. le docteur Piéchaud, professeur agrégé à la Faculté de médecine
de Bordeaux)

Deux cas d'épithélioma de la face interne de la joue. Opération. Guérison (1)

Le premier cas (Obs. VII)

M. B..., âgé de 60 ans, habitant les environs de Dax, entre
en août 1885 à l'hôpital Saint-André, salle 17.

Il y a dix-huit mois, il s'aperçut qu'au niveau de la commiss-
sure labiale gauche, il avait une petite ulcération entourée de
tissus indurés, et empiétant un peu sur la face interne de la
joue correspondante. Malgré les traitements empiriques variés
qu'il entreprit, le mal s'étendit sur la muqueuse génienne et,
progressivement, gagna toute sa surface, occasionnant quel-
quefois de petites hémorragies et provoquant toujours des
douleurs, surtout pendant la mastication.

Quand nous examinons cet homme, nous trouvons à la
commissure une ulcération fort peu étendue, qui n'a pas
entamé la peau ; mais, dans une zone d'un centimètre et demi
autour de la commissure, on découvre une induration bosselée
présentant tous les caractères de la tumeur épithéliale.

L'ulcération non-seulement occupe la muqueuse voisine de
la commissure, mais s'étend à toute la surface interne de la
joue, jusqu'à l'apophyse coronoïde en arrière, et de l'arcade
dentaire supérieure à l'arcade dentaire inférieure. Les gencives
ne sont pas intéressées.

---

(1) *Bull. et Mém. Soc. de chir. de Paris*, 1886, XII (841-845).

La tumeur, en somme, a exactement les limites de la joue, sans les dépasser. Bourgeons durs, fongueux, recouverts d'enduits grisâtres, fournissant sans interruption un ichor fétide : tels sont les caractères de cette lésion épithéliale.

La peau de la joue est saine dans toute son étendue, sauf dans la région proche de la commissure ; elle est libre d'adhérences, et la palpation fait de suite comprendre qu'il sera facile de tailler en dehors des lambeaux cutanés et d'éviter ainsi une fâcheuse perte de substance.

Le manuel opératoire est décrit dans l'observation suivante :

Le second cas (Observation XIII)

Le second malade s'est présenté quelques jours plus tard dans des conditions analogues, mais avec une lésion moins étendue.

L'ulcération intéressait peu la commissure, avait envahi seulement la moitié intérieure de la surface interne de la joue, sans empiéter sur les gencives en haut et en bas, et s'arrêtait dans le pli muqueux. A cause de l'importance considérable de la tumeur de mon premier malade, je me trouvais dans la nécessité de faire une opération large pour dépasser les limites du mal.

Une telle intervention devait amener une vaste perte de substance, produire nécessairement une hémorragie abondante du côté de la cavité buccale, et rendre ainsi très difficile l'anesthésie que pourtant le malade réclamait avec insistance.

Prolonger la fente labiale par une large section comprenant toute l'épaisseur de la joue, ou bien recourir à une incision curviligne remontant vers la branche montante du maxillaire inférieur, et permettant ainsi de décoller la peau de la région de bas en haut, ne me parurent pas des procédés satisfaisants, d'autant plus que je voulais anesthésier le sujet.

Je m'arrêtais donc au procédé suivant, qui me semblait répondre parfaitement au but que je me proposais. Sur les dessins fort bien exécutés par M. Tricots, interne, et que je joins à cette observation, on peut voir les quatre temps de cette opération dont l'exécution n'a pas demandé plus de trois ou quatre minutes.

1° Après anesthésie complète, et à un centimètre et demi en arrière de la commissure, je plonge le bistouri, de façon à ne traverser que la peau et les parties saines sous-jacentes, en dehors de la zone indurée, et je prolonge en arrière la section des mêmes tissus jusqu'à la branche montante du maxillaire inférieur ;

2° Sur la partie antérieure de cette incision horizontale, je fais tomber obliquement deux incisions plus petites qui longent, sans l'intéresser, la partie indurée des tissus qui avoisine la commissure malade, et j'obtiens ainsi la trace de deux lambeaux triangulaires, l'un supérieur, l'autre inférieur. Rapidement disséqués dans le tissu cellulaire et les muscles, ces deux lambeaux découvrent les parties profondes. Quelques ligatures sur la faciale et deux ou trois artérioles, appliquées séance tenante, suppriment tout écoulement de sang.

J'introduis alors le doigt dans la bouche, où pas une goutte de sang ne s'est encore écoulée — la cavité buccale n'ayant pas encore été ouverte — et je m'assure que la dissection des deux lambeaux a partout les limites de l'épithélioma.

Saisissant alors de forts ciseaux, je sectionne obliquement la lèvre supérieure et la lèvre inférieure pour rejoindre les deux premières incisions obliques, de manière à comprendre tous les tissus en avant de l'induration péricommissurale. Puis, sans hésiter, je poursuis par deux derniers grands coups de ciseaux, en haut et en bas, la section de la muqueuse autour de la tumeur jusqu'au maxillaire en arrière. C'est à peine s'il s'écoule dans la bouche quelques grammes de sang. J'ai pu constater que, dans le cours de cette opération, le canal de Sténon, coupé vers sa partie moyenne, ne venait point se perdre sur les bords de ce lambeau : j'augurai dès lors qu'il n'apporterait aucun obstacle à sa cicatrisation, puisqu'il viendrait s'ouvrir librement, non pas au voisinage de la suture, mais beaucoup plus haut.

Toute crainte d'hémorragie écartée par quelques ligatures sur des troncs isolés et peu importants, je fais la suture avec des crins. Les deux incisions obliques antérieures, supérieure et inférieure, se rapprochent de façon à ne faire qu'un trait vertical, et les deux lambeaux cutanés viennent en contact pour tracer une ligne horizontale. L'ensemble a la forme d'un T. La cicatrisation, très régulière, nous a montré qu'ainsi la joue ne présentait aucune difformité, et que la cicatrice, cachée en grande partie dans la barbe, deviendrait, à un moment donné, presque invisible. Il n'y a point eu de paralysie faciale. Séduit par le résultat de cette première opération, je n'hésitai pas, quelque semaines plus tard, à recourir au même procédé sur le second malade dont j'ai très brièvement rapporté l'observation dans les premières pages de ce court mémoire. Les détails dans lesquels je suis précédemment entré me permettent de ne pas insister davantage sur le manuel opératoire.

Au lieu de prolonger l'incision horizontale jusqu'à la branche maxillaire, je m'arrêtai un peu en arrière du milieu de la joue pour ménager autant que possible, la muqueuse saine, me proposant, si je le pouvais, de l'amener au contact de la commissure et obtenir ainsi un meilleur et plus prompt résultat.

En effet, les sutures terminées, je renversai doucement la joue en dehors, et, saisissant alors les bords de la muqueuse coupée sur la face interne de la joue, bien certain de n'avoir pas, cette fois, intéressé le canal de Sténon, je l'attirai peu à peu sous la commissure et la fixai à la peau par plusieurs points de suture.

Le résultat, très rapidement obtenu, sans accident, a été des meilleurs. Six jours après, le malade quittait l'hôpital, complètement guéri.

La cicatrice, à peine visible, a dû, peu de temps après, disparaître dans la barbe que le malade portait ordinairement assez longue.

Ces deux faits me permettent de tirer les conclusions suivantes :

Anesthésie chirurgicale simple, comme s'il ne s'agissait pas d'une opération étendue sur la bouche.

Ecoulement de sang dans la cavité buccale nul pendant le premier temps et le deuxième, presque nul pendant le troisième temps.

Pas de complications opératoires du côté des organes de la région : facial et canal de Sténon.

Rapidité de l'opération, quoique portant sur une lésion profonde et étendue.

Résultat excellent au point de vue esthétique.

INDEX BIBLIOGRAPHIQUE

ALLAIRE. — Contribution à l'étude du polyadénome. Paris 1891.

ALBERT-WEIL. — Traitement du cancer par les Rayons X. Journal de physiotheurapie, 1900, p. 177-195.

BELBÈZE. — Epithélioma de la face cicatrisé par la quinine (Lyon méd., 1903, t. 101, p. 600.

BARTELS. — Tumeurs rares de la joue. Revue de Hayem, 1900, p. 655.

BRAULT. — (Revue crit.) Archives gén. de méd., Paris, 1885, 11, 689-721.

BROHL. — Carcinome de la muqueuse de la joue. Deutsch. med. Voch, 48, p. 1289, 1894.

CABANNES. — Angiomes de la joue (Journal de médecine, de Bordeaux, 1900, p. 151 et 756-757.

COVILLE. — Revue Internationale de méd. et chirurgie, 1900, t. XII, p. 309-311. Chirurgie du cancer.

CORNIL. — Sur la forme des noyaux des cellules épithéliales. Bull. Soc. anat. de Paris, 1899, t. XIV, 520-534.

CORTYL. — Du cancer des fumeurs. Th. de Paris, 1897, n° 158.

CARPETTE-LAPLÈNE. — Les ganglions de la joue. Anatomie et pathologie. Th. méd., Bordeaux, 1898-99, n° 84.

CHAINTRE. — Lyon méd., 24 juin 1888.

CHRÉTIEN. — Remarques sur le mode de développement et sur le pronostic de l'épithélioma tubulé. Rev. méd. de l'Est, Nancy, 1880, XII, 395-399.

CASTUEL. — Contribution à l'étude de la pathogénie des cancers. Paris, 1894, p. 77.

DUBARRY. — Epithélioma de la face. Guérison par le bleu de méthylène. (Normandie médic., 1897, p. 137-140.

DUCASTEL. — Leucoplasie buccale. Epithélioma, gangrène, perforation de la joue. (Revue des mal. cancer, 1903, p. 52.)

DUFOURNIER. — Tumeurs de la joue droite. Bull. de la soc. anat., 1890.
t. 4, p. 506.

DUPLAY. — Des tumeurs de la joue. Méd. moderne, 17 mars 1897.

FORGUE (E.) et RECLUS (P.). — Thérapeutique chirurgicale, 1898,
p. 406, t. II.

FAURE. — Sur le traitement chirurgical du cancer. 13° Congrès Intern.,
1900, t. 10, p. 13-21.

FORGUE. — Montpellier médical, 1895, t. IV, p. 525-532.

FAUCON et AUGIÉ. — Tumeurs de la joue. Journal des sciences méd.
de Lille, t. 23.

GODET. — Résultat de l'interv. chirurg. dans quelques carcinomes.
Thèse de Paris, 1886-87, n° 36.

GOGUE. — Tumeur extirpée de la joue gauche. Bull. de la Soc. anat.,
1846, p. 236.

GASTON et AURY. — Sur un nouveau cas d'épithél. de la face guéri par
le procédé ou méthode de Czerny. (Annales dermatologie,
1898, p. 1005).

GALLI VALÉRIO. — Sur un cerconova trouvé dans un cancer de la face.
Centralblatt fur Bacteriologie, 1903, t. 35, p. 86.

GAY. — De l'épithélioma de la face. Thèses de Lyon, 1898-99, n° 147.

Gazette des Hôpitaux. — Tumeurs malignes de la joue. 11 juillet 1889,
n° 78.

GALARD (R.). — De l'épithélioma aux divers âges. Th. de Paris, 1892,
n° 359.

HUMBERT (M.). — De l'épithélioma sublingual. Th. Lyon, 1898-99.

HUTIN (J.). — De l'épithélioma tubulé. Thèse de Paris, 1882, n° 120.

HEURTAUX. — Épithélioma tubulé de la joue. Paris, 1880, ibid., 52.
Bull. soc. anat. de Nantes, 1879.

JULIAREL. — Contribution à l'étude des néoplasmes des glandes salivaires. Paris, 1898.

JOSSET. — Cancer de la bouche, la langue.... Symptômes, diagnostic,
traitement. Londres, 1893, p. 183.

Journal des praticiens. — Revue générale de clinique et thérapeutique,
1er septembre 1900, n° 35.

KIRMISSON. — Tumeurs. Dict. encycl. des sc. méd., 3e série, t. XVIII,
1888.

KINGSFORD. — Cancer de la bouche. Lancet, 12 septembre 1892.

LEVAILLANT. — Tumeurs malignes de l'enfance. Th. de Paris, 1881.

LARABRIE. — Tumeurs mixtes des glandules de la muqueuse buccale.
Bull. et mém. Soc. de chir., Paris, 1890.

LEWIS. — Epithélioma de la joue. Journal of cutan. di., p. 69,
février, 1890.

MAILLARD — Quelques cas d'épithélioma de la face. Th. Paris, 1900, n° 137.

MORESTIN. — Cancer de la commissure et de la joue opposée. Bull. Soc. Anat., 1901, t. III, p. 366-369.

— Le cancer de la joue. XIIIe Congrès international de méd., Paris, 2-9 août 1900.

— Le cancer de la joue. Journal des praticiens, 1er septembre 1900, n° 35.

— Cancer développé sur un lupus étendu sur la face. Bull. Soc. Anat., 1900, p. 745-750.

MOLLIÈRE. — Sur le pronostic du cancer. Congrès franç. de chir., proc.-verb., etc. Paris, 1888, t. III, 289.

ONANOFF. — Sur un cas d'épithélioma (Étude historique) Th. Paris, 1892, p. 86, n° 219.

PILLET et GUILLAIN. — Épithélioma de la face à marche très lente. Société anat., 1898, p. 323-327.

PANAS. — Pathogénie et pronostic des épithéliomas. France méd., Paris, 1885, II, 1593-1596.

PAJOT (G.). — Sur les tumeurs des glandes salivaires. Montpellier, 1893, n° 42.

PEROCHAUD (J.-V.). — Recherches sur les tumeurs mixtes des glandes salivaires, Paris, 1885.

PIECHAUD. — Deux cas d'épithélioma de la face interne de la joue, opération, guérison. Bull. et Mém. Soc. de chir. de Paris, 1886, n° 3, VII, 841-845.

PRINCETEAU. — Soc. d'anat. de Bordeaux, 12 juin 1899.

PONCET. — Guérison d'un cancer épithél. (plancher de la bouche). Lyon méd., p. 255, 19 juin 1887.

ROUX. — Sur un cas de carcinome cutané. Thèses de Paris, 1900-1901, n° 533.

RIVET. — Adénophlegmon de la face. Gazette méd. de Nantes, 1900, p. 398-399

ROUX. — Quelques remarques générales sur le cancer. Œuvres médico-chirurgicales, 3e édit., 1830.

ROUGIER. — Contribution à l'étude de l'épithélioma de la face 1890. Bordeaux.

RIMBERT. — Etude clinique et traitement de l'épithélioma de la face. Thèses de Montpellier, 1888-89, n° 68.

RAPPIN. — Recherches sur l'étiologie des tumeurs malignes. Gaz. méd. de Nantes, 1886-87, v. (125-128).

ROCHET. — De l'épithélioma labial, lingual et jugal, chez la femme. Province méd., 21 mai 1887.

Schwartz.—Carcinome mélanique de la joue droite. Bull. Soc. Anat., 1874, p. 396.

Sota y Lastra (Dr). — De l'intervention chirurgicale dans les différentes formes de cancers et dans toutes les phases. Congrès international de Médecine à Madrid.

Symonds.— Epithélioma de la bouche. Brit. med. journ., 16 juin 1888.

Telcharrof. — Contribution à l'étude de l'épithélioma de la face interne de la joue. (Thèses de Montpellier, 1901, n° 21.)

Thevenot. — Adénites géniennes. Gazette des Hôpitaux, 1900.

Théodore Escher. — Sur l'extirpation du carcinome du plancher de la bouche. Thèses de Zurich, 1874.

Termier. — Épithélioma de la face ayant débuté chez un sujet de 13 ans (Province médic., 10 février 1900.)

Thiery. — Du cylindrome. Thèse de Lille, 25 janvier 1889.

Vissaguet. — Cancer de la joue, tumeur de la région génienne et leur extirpation.

Viguès (G.). — Contribution à l'étude de l'étiologie du cancer. Thèses Paris, 1893, n° 314.

Wirchow. — Diagnostic et pronostic du cancer. Arch. f. path. anat., XI, 1, 1888.

Wilhelmy. — Étude du cylindrome. Thèse de Fribourg, 1895.

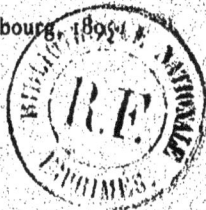

MONTPELLIER. — IMPRIMERIE GUSTAVE FIRMIN, MONTANE ET SICARDI — 1616-2

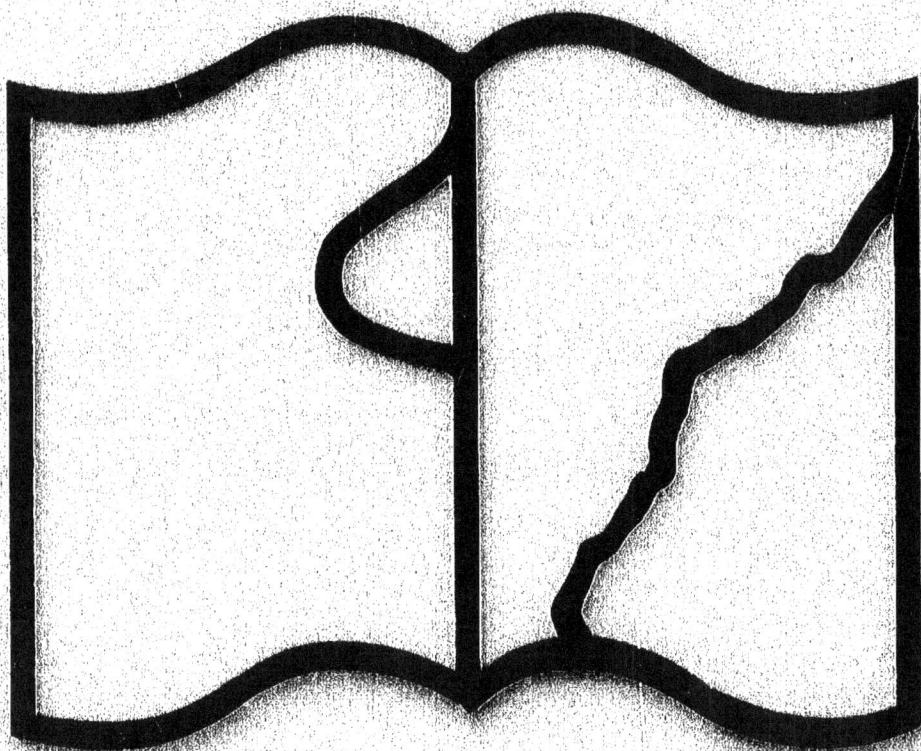

Texte détérioré — reliure défectueuse

NF Z 43-120-11